[M]lle le Dr Marguerite ROBINEAU
De la Faculté de Médecine de Paris,
[An]cien Interne (médaille d'or) des Hôpitaux de Rouen,
Prosecteur de l'École de Médecine.

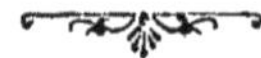

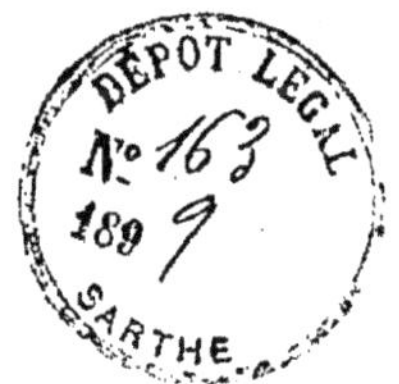

Étude sur le Microbe de l'Ozène

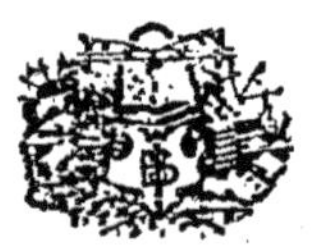

PARIS.
INSTITUT INTERNATIONAL DE BIBLIOGRAPHIE SCIENTIFIQUE,
93, Boulevard Saint-Germain, 93.

1899

ÉTUDE

SUR LE

MICROBE DE L'OZÈNE

Mlle le Dr Marguerite ROBINEAU
De la Faculté de Médecine de Paris,
Ancien Interne (Médaille d'or) des hôpitaux de Rouen,
Prosecteur de l'École de Médecine.

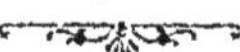

Étude sur le Microbe de l'Ozène

PARIS.
INSTITUT INTERNATIONAL DE BIBLIOGRAPHIE SCIENTIFIQUE,
93, Boulevard Saint-Germain, 93.

1899

IMPRIMERIE
DE L'INSTITUT DE BIBLIOGRAPHIE.

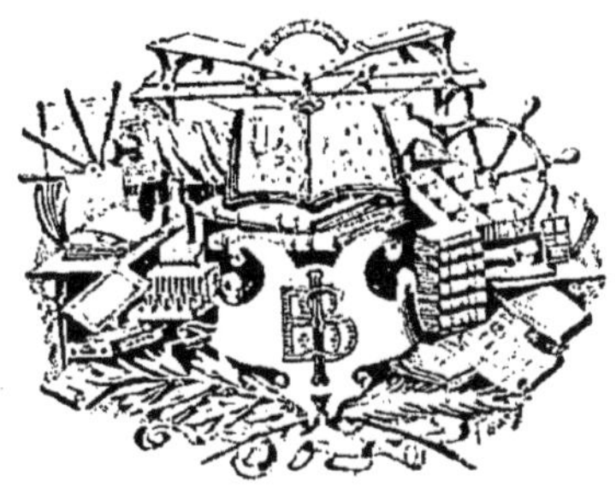

LE MANS. — OCTOBRE 1899.

TRAVAIL DU LABORATOIRE
DE M. LE Dr CH. NICOLLE (DE ROUEN).

Lœwenberg, annonça, dès 1881, au Congrès de Londres, et décrivit, en 1884, dans le mucus nasal de malades atteints d'ozène, un microbe spécial, unique et caractéristique.

« C'est, dit-il, un très gros coccus immobile, associé pour ainsi dire toujours en doubles, et ceux-ci souvent accouplés en chaines. Ces chaines sont réunies par une masse hyaline.... »

Les filaments muqueux pris dans le nez des malades « simplement étalés sur le porte-objet, et colorés avec une couleur d'aniline, ne montrent pas autre chose, en dehors de quelques leucocytes, bien entendu, qu'une multitude infinie de diplocoques, exactement pareille à une culture pure... »

« Le microbe ne se colore pas par la méthode de Gram....»

« Il ressemble au pneumo-bacille de Friedlænder...»

L'année suivante, M. Lœwenberg décrit : « autour des coccus, une zone claire, une capsule....»

Au mois d'aout 1885, le Dr Klamann, de Luckenwalde, décrivit dans l'ozène des coccus encapsulés analogues à ceux décrits par M. Lœwenberg.

En 1886, le Dr Thost décrivit également un coccus analogue.

M. Marano, en 1890, arrive aux mêmes résultats.

En 1893, M. Abel publie dans le *Centralblatt für Bakteriologie*, un travail où il regarde comme caractéristique de l'ozène, le microbe découvert par Lœwenberg.

Enfin, en 1894, le Dr Lœwenberg, reprenant ses études antérieures, publie dans les *Annales de l'Institut Pasteur*, l'ensemble de ses travaux sur la bactériologie de l'ozène C'est jusqu'ici le travail le plus complet paru sur le sujet.

Malgré ces importantes recherches, malgré beaucoup d'autres que le cadre restreint de ce travail ne nous permettra pas d'analyser, la bactériologie de l'ozène laisse encore bien des points à élucider.

Le livre récent de M. Besson (*Technique bactériologique et sérothérapique*, 1898) en est une preuve. Dans ce traité, très au courant pourtant des questions d'actualité, toute la microbiologie de l'ozène est traitée en quatre lignes.

Ayant pu nous procurer un certain nombre d'échantillons du microbe de l'ozène, nous avons essayé de reprendre et de compléter cette étude.

Nos échantillons, au nombre de neuf, sont de provenances diverses.

Sept ont été isolés par nous du mucus nasal de malades atteints d'ozène, mucus qu'avaient bien voulu nous envoyer MM. les docteurs Leseigneur, Nicolle, Percepied, Rocher, De Batz et Hébert, auxquels nous adressons tous nos remerciements.

Un autre provient de l'Institut bactériologique de Kral (Prague), et un dernier enfin, vient de la collection de l'Institut Pasteur.

Mais je ne veux pas commencer ce travail sans adresser mes remerciements à ceux dont l'appui m'a permis de mener à bien mes études médicales. Que MM. les docteurs Blanche, Pétel, Lerefait, Cauchois, François Hue, Martin, Olivier, Cerné, Tinel, dont j'ai été l'élève, que M. le Dr Brunon et M. le Dr Bataille, dont j'ai été l'interne, veuillent bien agréer ici l'expression de ma profonde gratitude.

L'année d'internat que j'ai passée dans le service de M. le Dr Ballay, m'a laissé un souvenir particulièrement précieux. Je n'oublierai jamais avec quelle bonté cet excellent Maître m'a prodigué ses conseils et ses encouragements. Qu'il veuille bien agréer ici mes remerciements émus. C'est dans son service de maladies des enfants que j'ai commencé à comprendre l'importance de la Bactériologie au point de vue clinique.

Cette année-là même, M. Ch. Nicolle, Directeur du Laboratoire de Bactériologie de Rouen, a bien voulu me permettre d'y travailler. J'y ai suivi ses cours avec un intérêt qui n'a fait que s'accroître. C'est à cet excellent Professeur que je dois le sujet de cette thèse; en toute circonstance il m'a prodigué ses meilleurs conseils; je ne saurai jamais assez lui en témoigner ma reconnaissance.

M. le Dr Hébert, Médecin des Hôpitaux, après avoir été pour moi le meilleur des camarades pendant les premières années que j'ai passées à l'hôpital, a bien voulu me guider ensuite dans l'étude de la Bactériologie. Il m'a été d'un précieux secours pour mener à bonne fin le travail que je publie aujourd'hui. Qu'il soit bien convaincu de mes sentiments de reconnaissante amitié.

Je tiens aussi à remercier M. le Dr Siredey, médecin de l'Hôpital Saint-Antoine, des conseils et des encouragements qu'il m'a donnés pendant mon séjour à Paris.

Ce n'est pas sans dessein que j'ai prié mon vénéré Maître, M. le Pr Potain, de me faire l'honneur d'accepter la présidence de cette thèse. Je suis encore sous l'impression de ses savantes leçons, et j'ai bien souvent admiré quel infatigable intérêt ce savant clinicien apporte aux recherches de laboratoire.

Puisse ce modeste travail ne pas lui sembler indigne d'un moment d'attention.

ETUDE SUR LE MICROBE DE L'OZÈNE.

DIVISION DU SUJET ET RÉSUMÉ DES CHAPITRES.

I. CULTURES.

ISOLEMENT.

CULTURES : Bouillon de peptone alcalin.
Lait.
Agar.
Gélatine.
Sérum.
Pomme de terre.
Carotte.

II. MORPHOLOGIE.

EXAMEN DES CULTURES : Sur Bouillon.
Agar.
Gélatine.
Sérum.
Pommes de terre.
Cultures vieilles, formes d'involution

EXAMEN DES MILIEUX VIVANTS :

Mucus nasal. Application au diagnostic.
Sang et organes d'animaux infectés.

CAPSULE.

III. ÉTUDE BIOLOGIQUE.

Action de l'air et de la température.
Odeur.
Pigment.
Action sur le lait.
Action fermentative sur les matières sucrées.
Recherche de l'indol.
Réensemencement sur d'anciennes cultures.

IV. VIRULENCE.

Effets pathogènes.

Inoculations: Souris blanche. — Inoculations sous-cutanées.
Cobaye. — sous-cutanées.
— — intra-péritonéales
— — pleurales.
— — trachéales.
Lapin. — sous-cutanées.
— — intra-veineuses.
— — intra-péritonéales.
— — pleurales.
Singe.

CONDITIONS CAPABLES DE FAIRE VARIER LA VIRULENCE.

Poisons ou toxines: Inoculations de cultures mortes.
Inoculations de cultures filtrées.

V. RAPPORTS ENTRE LE MICROBE DE L'OZÈNE ET LE BACILLE DE FRIEDLÆNDER.

Conclusion.

VI. PIÈCES JUSTIFICATIVES.

BIBLIOGRAPHIE : Ouvrages consultés.

CHAPITRE PREMIER.

Cultures

CULTURES. — Le microbe de l'ozène se rencontre dans le mucus nasal et dans les croûtes du nez des ozéneux. Les filaments muqueux qui s'étendent des croûtes à la cloison, le renferment presque à l'état de pureté. Nous disons « presque », car l'isolement de ce microbe nous a toujours présenté d'assez sérieuses difficultés.

Lœwenberg a rencontré ce microbe pur dans la grande majorité des cas. Pour Abel, au contraire, les cas les plus nombreux sont ceux où ce microbe, toujours prépondérant, est associé à d'autres microbes. Nous avons, pour notre part, trouvé le microbe de l'ozène, associé, dans la majorité des cas, avec un petit coccus prenant le Gram, duquel il était très difficile de le séparer.

ISOLEMENT. — Voici le procédé que nous avons employé : Après avoir ensemencé un tube de gélose avec une trace de mucus ozéneux, nous avons inoculé le produit de râclage de la culture (après 24 heures) à une souris blanche.

A l'autopsie de l'animal, faite le plus près possible du

moment de la mort, nous avons recueilli aseptiquement le sang du cœur.

Une trace de ce sang, ensemencée par strie sur de la gélose, nous a donné, en général, des cultures pures.

Quelquefois cependant, nous avons dû faire plusieurs passages par souris.

Après avoir obtenu, sur gélose, des cultures pures, nous avons ensemencé les bacilles sur les divers milieux usuels, afin d'observer leurs caractères de culture et leur morphologie sur ces différents milieux.

En bouillon de viande, alcalin, la culture présente, au bout de 24 heures, un trouble généralisé, uniforme, et sa surface est recouverte d'un voile mince, adhérent au verre à sa périphérie. Ce voile tombe au bout de deux ou trois jours au fond du tube, en formant un précipité blanchâtre. Le liquide devient en général visqueux, mais cette viscosité est plus ou moins accentuée suivant les échantillons du bacille.

En solution de peptone à 2 °/₀, le bacille se développe moins rapidement qu'en bouillon de viande ; mais à part cela, les caractères de culture sont les mêmes.

Sur agar, en strie, au bout de 24 heures, la culture est très abondante. Elle forme une couche luisante, épaisse, légèrement translucide, humide, visqueuse, filante, avec tendance à couler au fond du tube. Les bords sont le plus souvent lisses et de la même couleur que le reste de la culture. D'autres fois, ils sont un peu plus blancs et plus opaques, légèrement dentelés ou festonnés, et comme gaufrés, ou présentant de fines arborescences.

Cet aspect est variable pour un même échantillon du microbe. Peut-être cette apparence dépend-elle de la composition chimique du milieu.

Lorsque la culture vieillit, elle change légèrement d'aspect. Toute la partie épaisse, visqueuse et filante de la culture coule au fond du tube où elle se mêle à l'eau de condensation de la gélose, en formant une petite collection de liquide trouble et filant.

A la surface de la gélose, il ne reste plus qu'une trace très mince, transparente et à peine visible.

Quelques-uns de nos échantillons ont donné sur gélose un pigment sur lequel nous reviendrons.

Sur gélatine. — A. En plaques, il se développe, au bout de quelques jours, des colonies de deux ordres, semblant, au premier abord, appartenir à deux microbes différents, tant elles sont dissemblables.

Les colonies superficielles sont saillantes, larges, d'un gris blanchâtre, d'une consistance filante et visqueuse. Au bout d'une huitaine de jours, elles sont entourées d'un cercle translucide. Elles ne liquéfient point la gélatine.

Les colonies qui se développent dans l'épaisseur de la plaque restent beaucoup plus petites. Elles sont jaunâtres, arrondies, et ne dépassent guère les dimensions d'une tête d'épingle.

Leur apparence est compacte, comme le fait remarquer Lœwenberg, mais on peut toujours, en les mettant au contact de l'air par un procédé quelconque, leur fait prendre l'apparence des colonies superficielles. La différence d'aspect tient à leur situation dans la plaque, les colonies superficielles étant au contact de l'air, tandis que les autres en sont à l'abri.

B. **En tubes** de gélatine, par piqûre, nous avons toujours observé, pour chacun de nos neuf échantillons :

1° Une légère traînée blanchâtre le long de la piqûre, très nette au bout de 24 heures.

2° Une tête de clou très saillante, d'une netteté parfaite, presque absolument blanche, se formant en huit jours environ.

Lorsque la culture vieillit, les deux centimètres supérieurs de la gélatine deviennent troubles et blanchâtres, ce qui tient à la diffusion des microbes dans la masse de la gélatine.

Nous avons également observé, après Lœwenberg, que lorsque la culture se dessèche, elle se coupe au milieu « d'une fente dont les surfaces intérieures, en contact avec l'air, donnent lieu à un développement abondant de bacilles ».

La gélatine n'est jamais liquéfiée.

Sur sérum de cheval coagulé.— En 24 heures, strie blanc grisâtre, analogue à la culture sur agar, mais moins abondante. Également humide et visqueuse, avec tendance à couler au fond.

Sur pomme de terre. — En 24 heures, il se forme des colonies étalées, jaunâtres, humides et visqueuses. Au bout de 48 heures, les colonies deviennent confluentes.

La plupart des échantillons font fermenter la pomme de terre, au bout d'un temps qui varie de quatre à huit jours.

Cette fermentation se traduit par un développement plus ou moins abondant de bulles de gaz, qui se développent et éclatent en laissant à leur place de petits cratères.

En vieillissant, la pomme de terre prend une teinte brune uniforme, et la culture coule au fond du tube sous forme d'un liquide très épais, filant et jaunâtre.

Sur carotte. — Nos microbes de l'ozène poussent peu sur carotte ; ils ne la font pas fermenter, sauf les nos 3 et 9 qui donnent dès 24 heures de grosses bulles à la surface du milieu ; au bout de quatre, cinq jours, la fermentation cesse et il reste une culture maigre, visqueuse, coulant un peu au fond du tube.

CHAPITRE II

Morphologie.

Examen des cultures. — Si l'on dépose sur une lame une goutte de culture en bouillon, âgée de 24 ou de 48 heures, du microbe qui nous occupe, et qu'on l'examine au microscope sans coloration, on voit une masse de bacilles immobiles, en général trapus, aux extrémités arrondies, le plus souvent par groupes de deux, et ceux-ci quelquefois associés en chaines très courtes.

Un examen attentif montre que ces bacilles ne sont pas tous d'une longueur égale. Les uns sont courts, d'autres longs, d'autres encore filamenteux. En un mot, nous avons affaire à un bacille polymorphe.

En outre, chaque bacille, ou chaque groupe de bacilles, est entouré d'une zone claire, réfringente, d'une *capsule*, sur laquelle nous reviendrons.

Si, après avoir fixé la préparation, nous voulons la colorer, nous observons que le bacille se colore très bien par les couleurs d'aniline, mais il se décolore complètement si l'on emploie la méthode de Gram.

Au lieu d'examiner une culture en bouillon, si nous prenons une culture sur agar, nous reconnaissons le même microbe avec quelques caractères un peu différents. Il est un peu plus gros, moins polymorphe, et les capsules sont plus nettes.

Sur sérum coagulé, et en gélatine, les caractères sont les mêmes.

Sur pomme de terre, le polymorphisme est très accentué, les formes filamenteuses nombreuses et les capsules très larges.

Vieilles cultures. — *Formes d'involution.* — A mesure que les cultures vieillissent, le polymorphisme du microbe s'accentue.

Les formes longues deviennent de plus en plus nombreuses et de plus en plus longues, et au bout de trois mois environ, nous constatons les caractères suivants :

En râclant la surface d'un tube d'agar, et en délayant ce produit de râclage dans une goutte d'eau distillée ; après coloration au violet de gentiane, on voit dans le champ du microscope de très nombreuses formes filamenteuses présentant un, et quelquefois deux renflements fusiformes ressemblant à des *spores;* le tout est entouré d'une capsule bien visible et quelquefois remarquablement large. Il existe encore de nombreux bacilles de l'apparence habituelle, mais les formes longues sont fréquentes et entre la forme normale et les formes à pseudo-spores existent tous les intermédiaires.

En général, dans ces vieilles cultures, les capsules prennent légèrement le violet de gentiane.

Si on réensemence avec ces cultures un tube de gélose,

on obtient en 24 heures des cultures pures de bacilles courts présentant exactement les mêmes caractères que celles provenant directement de l'ensemencement du sang de souris.

Il s'agit donc de formes de résistance ou de souffrance du bacille. Ces formes se retrouvent analogues sur tous milieux; nous les avons observées sur agar, en gélatine et sur pomme de terre.

EXAMEN DES MILIEUX VIVANTS. — 1° *Mucus nasal.* — Si on étale sur une lame un des filaments muqueux qui abondent dans le nez des malades atteints d'ozène, ou si on fait un frottis avec une croûte détachée des cornets, on voit, avec ou sans coloration, au milieu de cellules épithéliales altérées et de nombreux leucocytes, un nombre infini de bacilles immobiles, en général assez courts, groupés le plus souvent par 2, et entourés d'une capsule réfringente. Ces microbes sont tout à fait semblables aux bacilles de Friedlænder. Leur grande prédominance dans le mucus nasal est caractéristique de l'ozène.

L'examen direct par frottis, du mucus nasal, est donc utile pour le diagnostic de cette affection.

2° *Sang et organes d'animaux infectés* — Dans le sang d'une souris blanche morte d'infection par le bacille de l'ozène, on trouve ce microbe en quantité plus ou moins considérable. Les bacilles sont alors très gros, polymorphes, et entourés d'une capsule large et brillante, qui se colore parfois légèrement avec le violet de gentiane.

Les frottis de rate, de foie, l'examen du poumon et du

rein nous ont montré les mêmes microbes avec les mêmes caractères.

L'examen par frottis des fausses membranes pleurales chez le cobaye permet d'observer, à côté de bacilles de l'ozène libres, ces mêmes microbes à l'intérieur de globules blancs polynucléaires qui les ont phagocytés. Dans ce dernier cas, la capsule reste néanmoins très visible.

Capsule. — Nous avons parlé à plusieurs reprises de la capsule hyaline qui entoure les microbes de l'ozène.

Si l'on examine les microbes sans coloration, cette capsule est assez peu visible pour passer inaperçue; les bacilles semblent entourés d'une zone brillante qui est prise facilement pour un effet de lumière.

Après coloration au violet de gentiane, la capsule devient plus apparente, sous forme d'une zone incolore et réfringente.

La capsule du microbe de l'ozène est, en effet, difficile à colorer. Nous avons vu que dans le sang des animaux, le violet de gentiane les colore parfois en violet pâle.

Le mieux pour les colorer est d'employer la solution hydroalcoolique acidifiée de violet dahlia, suivant la formule de Ribbert.

La largeur de la capsule varie suivant le milieu dans lequel le microbe a été cultivé. Elle est souvent presque nulle en milieu liquide, moyenne sur agar, sérum et pomme de terre, très belle et beaucoup plus facile à colorer dans le sang ou les organes d'animaux. Elle peut d'ailleurs manquer dans certaines cultures, en ne considérant qu'un seul échantillon, et sans qu'il nous ait été possible de déterminer la cause de cette disparition.

CHAPITRE III.

Étude biologique.

Action de l'air. — Le microbe de l'ozène est surtout aérobie, mais il se développe aussi à l'abri de l'air ; il pousse seulement un peu moins abondamment. Nous en avons obtenu des cultures en tubes de gélatine privée d'air et recouverte d'une couche d'agar ; de même, en agar ou bouillon privés d'air, et recouverts d'une couche d'huile.

Action de la température. — La température optima pour le développement du microbe est 36° à 37°. Mais il pousse bien à la température de 15°. En été, les cultures se développent presque aussi rapidement sur la table du laboratoire qu'à l'étuve.

Le microbe de l'ozène est tué par un séjour de 10 minutes à 55° C dans un milieu humide.

Odeur. — Le microbe de l'ozène, comme le fait remarquer Lœwenberg, est un microbe odorant. Les cultures vieilles dégagent une odeur fade rappelant vaguement celle du sureau. Elle est à peu près aussi intense sur tous les milieux de culture ; les vieilles cultures ont une odeur de triméthylamine analogue à celle dégagée par le bacille de Friedländer.

Pigment. — Les échantillons 3 et 4 ont constamment produit sur tous milieux un pigment brun, analogue comme couleur au pigment du B. megatherium, et se produisant déjà dans des cultures âgées de deux ou trois jours.

Action sur le lait. — Pour la plupart des auteurs, et pour Lœwenberg en particulier, le cocco-bacille de l'ozène « ne se développe guère dans le lait stérilisé d'une façon perceptible, ne change pas la nature du milieu, et ne le coagule pas ».

Nous avons toujours vu le microbe pousser abondamment en lait, et la coagulation se faire au bout d'un temps variable, quelquefois après plusieurs passages successifs en lait.

Ainsi :

O_3 coagule le lait en 24 heures,

O_1 — — 48 heures

O^4 — — en 4 jours

O_5 et O_7 le coagulent en 24 heures, après deux passages successifs en lait.

O_8 ne le coagule pas, même après quatre passages successifs.

Action sur les matières sucrées. — Nous nous sommes procuré des sucres de chaque série.

Fonctions alcools.	Sucres en C^2	Glycol.
	— C^3	Glycérine.
	— C^4	Erytrite.

			(Nous n'avons pas pu en avoir en C^5).
	—	C^6	Mannite.
			Dulcite.
			Sorbite.
	—	C^7	Perséite.
Alcools aldéhyde.	En	C^4	Aldol.
	—	C^5	Arabinose.
	—		Xylose.
	—	C^6	Glucose.
	—		Galactose.
Alcools acétone.	Tous en	C^6	Dextrose.
			Lévulose.
			Sorbine.
Saccharoses.	2 fois	C^6	Saccharose.
			Lactose.
			Maltose.
	3 fois	C^6	Raffinose.
			Mélézitose.
Hydrates de carbone.		C^6	Inuline.
			Dextrine.
Sucres à chaine fermée.		C^6	Quercite.
			Pinite.

Notre étude a été faite en nous inspirant des recherches de M. Grimbert, reprises en 1896 par M. Hébert, sur le pouvoir fermentatif du bacille Friedlænder.

Nos milieux de culture avaient la composition suivante :

Sucre fermentescible.	3
Peptone sèche.	2
Eau.	100
Carbonate de chaux.	Q. S.

Avec ce bouillon, un dégagement de bulles de gaz annonçait la fermentation.

Comme M. le Dr Hébert, en nous basant sur ce fait que M. Grimbert a constamment trouvé de l'acide acétique dans les produits de la fermentation, nous avons préparé trois tubes de chacun de nos bouillons sucrés pour chacun de nos échantillons du bacille de l'ozène.

L'un avec du carbonate de chaux suivant la formule de Grimbert; le second, en remplaçant le carbonate de chaux par une solution de tournesol bleu, ajoutée au tube de bouillon en quantité suffisante pour colorer; le troisième, sans carbonate de chaux, ni tournesol, pour servir de contrôle, le cas échéant.

Lorsque la fermentation était assez avancée, le tournesol virait au rouge, et nous avons ainsi décelé des fermentations que le carbonate de chaux, employé seul, ne permettait pas d'observer.

Voici la technique que nous avons suivie : tous les tubes ont été ensemencés le même jour avec une culture en bouillon de 24 heures, provenant d'une culture sur agar de même âge.

Les tubes furent mis à l'étuve à 36°.

Les résultats ont été, en général, comparables pour tous les échantillons du bacille.

Voici ces résultats :

a) **Sucres fermentant pour tous les échantillons de bacilles de l'ozène :**

Glucose, dextrine, mannite, galactose, arabinose, maltose, lactose, saccharose, lévulose, dextrose, xylose.

b) **Sucres ne fermentant avec aucun de nos échantillons.**

Dulcite, érythrite, inuline, glycol, perséite, aldol, pinite, quercite.

c) **Sucres fermentant d'une façon inconstante.**

Raffinose, fermente avec tous ozènes sauf O_1 et O_2.

Glycérine, avec tous ozènes, sauf O_4.

Mélézitose, fermente avec les échantillons O_3, O_4, O_5, O_8, O_6, O_9.

Ne fermente pas avec O_1, O_2, O_7.

Sorbite, fermente avec O_8 en 24 heures, O_4 et O_6 en 6 jours.

Sorbite fermente avec O_2, O_5, O_8, O_7, en 24 heures, O_1 en 4 jours.

Recherche de l'indol. — Le bacille de l'ozène en solution de peptone à 2°/₀ ne donne jamais d'indol, même au bout d'un mois.

Réensemencement sur d'anciennes cultures.— Nous avons appliqué au B. de l'ozène et au B. de Friedländer un procédé dû à M. Würtz (*Arch. de Médecine expérim.*, 1891) et qui permet des distinctions assez délicates entre les microbes : c'est celui du réensemencement.

Nous avons ensemencé sur quelques tubes d'agar un bacille de Friedlænder et sur d'autres tubes, plusieurs échantillons de microbes de l'ozène.

Après un séjour de 14 jours à l'étuve, nous avons gratté la surface des tubes d'agar. Sur les premiers, nous avons ensemencé les ozènes 3 et 8 et sur les seconds, du bacille de Friedländer.

Nous avons constaté dès le lendemain que ces réensemencements avaient donné lieu dans les deux cas, à un léger développement, mais bien moins abondant que sur des tubes vierges.

De même, ayant ensemencé des cultures de microbe de l'ozène et de bacille de Friedländer en bouillon de viande, nous les avons laissé séjourner 20 jours à l'étuve. Puis, une fois filtrées à la bougie Chamberland, on s'est assuré que le produit filtré ne contenait pas de microbes, en le laissant séjourner 24 heures à l'étuve et en constatant qu'il restait limpide.

Ensemençant les cultures filtrées du B. de Friedlænder avec ce même bacille et avec le microbe de l'ozène, et les cultures filtrées du microbe de l'ozène avec ce même microbe et le bacille de Friedländer, nous avons trouvé, au bout de 24 heures de séjour à l'étuve, un développement très faible, mais appréciable dans tous les tubes. Seuls, les témoins étaient restés limpides.

Donc, le procédé ne permet aucune différenciation entre le microbe de l'ozène et le B. de Friedländer.

CHAPITRE IV.

Virulence. — Effets pathogènes.

Inoculation. — Les recherches de Lœwenberg ont montré le pouvoir pathogène du microbe de l'ozène pour la souris, le cobaye et le lapin. Nos expériences ont porté sur les mêmes animaux en employant tous nos échantillons. Les inoculations ont été faites sous la peau, dans le péritoine, la plèvre, les veines et la trachée, avec des cultures de 24 heures en bouillon de viande alcalin, sauf dans quelques cas spéciaux.

1° **Souris blanche.** — Les souris blanches ont été inoculées sous la peau, avec des doses variant de 1/10 à 1/2 centimètre cube de culture. Avec tous nos échantillons nous avons obtenu la mort des animaux injectés. Suivant la dose inoculée, la mort est survenue en un temps variant de 15 heures à 4 jours. L'animal meurt par septicémie, Nous n'avons jamais constaté d'abcès au point d'inoculation.

A l'autopsie, on trouve généralement la rate et le foie augmentés de volume. Celui de la rate peut être doublé. Assez fréquemment, on observe une congestion intense des poumons (3 fois sur 9). Le sang et les organes montrent par frottis sur lame et coloration, de nombreux microbes encapsulés.

L'ensemencement du sang sur agar donne des cultures pures du bacille de l'ozène. Quand la mort survient lentement, les microbes sont très peu nombreux dans le sang. Ainsi, l'ensemencement sur tube d'agar d'une goutte de sang d'une souris morte en quatre jours après l'inoculation de 1/2 cent. de culture en bouillon de l'échantillon nº 8 provenant de chez Kral, donna une seule colonie. L'examen direct du sang et de la rate ne permit pas de déceler la présence des microbes. Dans ces cas de mort très lente, l'autopsie ne révèle aucune lésion.

2º **Cobaye.** — *a*) *Inoculations sous-cutanées.* — Nos cobayes, inoculés sous la peau de l'abdomen ou du dos, avec 1 cent. de culture en bouillon ont résisté plus ou moins à cette inoculation, suivant l'échantillon employé et sa virulence.

Avec les nºˢ 7 et 8, la mort survient en 18 heures, avec une culture récemment passée par le péritoine d'un cobaye. Elle ne se produit qu'en 10 jours avec la même culture, conservée pendant deux mois dans le laboratoire, et réensemencée la veille de l'inoculation.

En général, avec un produit de virulence faible, l'animal résiste pendant un temps variant de 5 à 13 jours.

Dans tous les cas, son poids diminue dès les premiers jours et cette diminution s'accentue vers la fin. Elle peut atteindre 120 grammes pour un cobaye de 400, soit environ le tiers du poids total.

Jamais nous n'avons trouvé ni abcès, ni escarre au point d'inoculation.

L'autopsie révèle de la congestion peu intense de la rate et du foie, et très fréquemment, une hémorragie plus ou moins étendue des capsules surrénales (huit fois sur neuf.) Lorsque la mort est rapide, les capsules surrénales sont très augmentées, souvent doublées de volume. Assez souvent, de petits infarctus dans le poumon et de la congestion pulmonaire. Dans un cas, nous avons observé de la pleurésie séreuse. — Microbes peu nombreux dans le sang et les organes. Si l'animal meurt très lentement, il arrive même que ni l'examen microscopique, ni l'ensemencement du sang ne peuvent en révéler.

b) Inoculations dans le péritoine. — Le cobaye meurt de 12 à 48 heures après inoculation de 1 c. c. de culture, après avoir présenté de l'abattement, de la sensibilité du ventre, du hérissement des poils et de l'immobilité.

A l'autopsie, on trouve une péritonite généralisée avec épanchement louche assez abondant, des fausses membranes flottant dans le liquide et d'autres légèrement adhérentes aux viscères, surtout à la face convexe du foie. Le foie, la rate, le mésentère et l'intestin sont fortement congestionnés. Dans ce cas encore, il y a hémorragie des capsules surrénales qui sont au moins doublées de volume. Ilots de congestion pulmonaire hémorragique, si la mort n'a pas été très rapide. Nombreux microbes dans le sang et les organes. L'ensemencement du sang donne des cultures pures. Belles figures phagocytaires dans le frottis des fausses membranes.

c) Inoculations intra-pleurales. — Deux cobayes, inoculés dans la plèvre, avec les cultures des n°s 3 et 7, meurent en 17 et 20 heures, après avoir présenté de la dyspnée, de la cyanose et du refroidissement.

A l'autopsie, on trouve un épanchement pleural double, abondant, louche, légèrement hémorragique. Dans le liquide flottant, des fausses membranes molles, blanchâtres, contenant de nombreux microbes, phagocytés ou non. Les mêmes fausses membranes se retrouvent accolées à la surface pleurale. Les poumons congestionnés montrent de petits infarctus. La rate, le foie sont congestionnés. Les capsules surrénales augmentées de volume présentent une hémorragie diffuse.

d) Inoculations intra-trachéales. — L'injection d'une culture virulente de l'ozène n° 7, provenant du râclage d'un tube d'agar, dans la trachée d'un cobaye, détermine une gène de la respiration qui disparait rapidement. L'animal meurt le onzième jour sans lésions pulmonaires, mais avec une congestion intense de tous les organes abdominaux, y compris les capsules surrénales.

3° **Lapin.** — Le lapin résiste beaucoup plus que le cobaye à l'infection par le microbe de l'ozène, et il faut lui injecter de grandes quantités de culture pour obtenir des effets pathogènes marqués.

a) Inoculations sous-cutanées. — Avec le n° 3, à la dose de 1 c. c., on obtient simplement sur un lapin de 1.500 gr., un empâtement au point d'inoculation. Vers le cinquième jour, cet empâtement devient plus dur, et finalement se résorbe vers le quinzième jour, sans arriver à suppuration.

A la dose de 2 c. c., on obtient avec ce même microbe, sur un lapin de 850 grammes, un abcès au point d'inoculation. Ses poils tombent au niveau de l'abcès. Il se produit une escarre qui tombe, laissant à nu une plaie suppurante. Le quinzième jour, on observe de la paralysie de la patte gauche.

Le lapin meurt le dix-septième jour. Il pèse alors 825 grammes. L'escarre est guérie.

A l'autopsie, les seules lésions visibles sont de gros infarctus pulmonaires. Il n'existe de bacilles de l'ozène ni dans le sang, ni dans les organes.

Un autre lapin de 900 gr., inoculé avec 2 c.c. de culture n° 7, maigrit rapidement en présentant de la diarrhée. Il perd 200 grammes et meurt le 18e jour. Au point d'inoculation on trouve une vaste infiltration de substance caséeuse ne contenant pas de microbes de l'ozène; ni l'examen des organes, ni l'ensemencement du sang ne permettent d'ailleurs d'en déceler.

Enfin, inoculant sous la peau d'un lapin de 1.500 gr. le produit de raclage de 2 tubes d'agar ensemencés avec le n° 3, nous obtenons la mort de l'animal par septicémie en 10 heures. On trouve de nombreux microbes de l'ozène dans le sang et les organes.

b) Inoculations intra-péritonéales. — Un lapin de 1.435 gr., inoculé dans le péritoine avec 2 c.c. de culture de l'ozène n° 7, maigrit de 245 gr. en 7 jours. Il présente alors de la paralysie flasque du membre postérieur droit. Ce membre restant dans l'extension, la marche est impossible ; l'animal tombe immédiatement sur le côté droit.

Le 9e jour, la paralysie gagne tout le train de derrière et la mort survient le lendemain.

La perte de poids est alors de 305 grammes. L'autopsie ne révèle aucune lésion appréciable. Les frottis d'organes et de sang ne montrent pas de microbes. L'ensemencement du sang ne permet pas non plus d'en déceler.

Lorsqu'on inocule le microbe à plus haute dose, les effets pathogènes sont plus rapides. Injectant un 5 c.c. de culture n° 7 à un lapin de 1 kilog, on obtient sa mort en 18 heures.

A l'autopsie, on trouve un épanchement péritonéal assez abondant, louche, avec fausses membranes molles flottant dans le liquide, ou adhérentes aux organes abdominaux qui sont congestionnés.

Nombreux bacilles de l'ozène dans le sang et les organes. La mort est survenue par septicémie.

c) Inoculations intra-pleurales. — L'injection de 2 c. c. de culture n° 3 n'a pas donné de résultat.

En injectant 5 c. c. de culture très virulente, on obtient la mort en 12 heures. L'autopsie révèle un épanchement séreux dans le péritoine et la plèvre, avec quelques fausses membranes dans cette dernière séreuse. Quelques petits infarctus sur le bord du poumon. Foie et intestin congestionnés. Très peu de microbes dans la rate. Encore moins dans le sang.

d) Inoculations intra-veineuses. — L'injection de 1 c. c. de culture n°s 3 et 7, dans la veine marginale de l'oreille, n'a pas donné de résultat.

L'inoculation de 5 c. c. de l'ozène n° 7 à un lapin de 1430 gr., amène en dix jours une diminution de poids de 340 gr. et un abcès à l'oreille.

L'inoculation de 10 c. c. de culture n° 3 à ce dernier lapin pesant alors 1080 gr., le tue en 12 heures. A l'autopsie, on constate une légère hypertrophie de la rate et une congestion rénale intense.

Peu de microbes dans la rate et dans le sang.

Un lapin de 1430 gr., inoculé avec 10 c. c. de culture n° 7 meurt en 4 jours, après un jour entier d'agonie, pendant lequel il est resté sans mouvement et sans prendre de nourriture. Il a diminué de 520 gr. L'autopsie ne révèle que quelques petits infarctus pulmonaires et de la congestion intestinale. L'examen d'un frottis de rate ne montre que quelques rares microbes déformés. L'ensemencement du sang n'en révèle pas dans ce liquide.

4° **Singe.** — Nous avons essayé sans résultat, de reproduire la maladie en frottant des croûtes d'ozène sur les cornets nasaux d'un jeune singe. Il y eut excoriation de la muqueuse pendant l'opération, mais la guérison complète survint rapidement.

Conditions capables de faire varier la virulence. — Nos bacilles de l'ozène étaient tous virulents pour la souris blanche dès l'origine. Cette virulence n'est pas la même pour tous les animaux. Elle varie aussi avec le mode d'introduction dans l'organisme, la quantité de culture injectée, les passages successifs par animaux ou sur milieux artificiels. Le microbe de l'ozène est surtout virulent pour la souris blanche et le cobaye; le lapin est beaucoup moins sensible.

La porte d'entrée joue un rôle considérable dans la virulence. Le cobaye est bien plus sensible à l'inoculation péritonéale ou pleurale qu'à l'inoculation sous-cutanée ou trachéale.

Le lapin, par contre, résiste presque autant à l'inoculation péritonéale ou pleurale qu'à l'inoculation sous-cutanée. L'inoculation intra-veineuse est la moins sévère. Il faut des doses énormes (10 c. c.) pour entraîner la mort. Il est à remarquer que le plus souvent, quel que soit d'ailleurs le mode d'inoculation chez cet animal, on ne retrouve presque jamais de microbes dans le sang.

Les cultures conservées sur milieux artificiels perdent de leur virulence. Par contre, celle-ci est exaltée par passages successifs par souris, et surtout par péritoine de cobaye. Nous l'avons observé très nettement sur le numéro 7.

Poisons ou toxines du B. de l'ozène. — **Cultures mortes.** — Les cultures sont tuées, comme il a déjà été dit, en les portant, pendant dix minutes, à la température de 55°. Un tube de bouillon vierge, ensemencé avec le produit et mis à l'étuve, reste stérile.

Ces cultures, d'âge variable, inoculées à des souris blanches, soit sous la peau, soit dans le péritoine, à des doses variant de 1/2 c. c. à 2 c. c., nous ont toujours donné un résultat négatif. Ces faits sont en contradiction avec ceux observés par M. Lœwenberg.

L'injection de 1 à 3 centimètres cubes de cultures mortes sous la peau du cobaye ne donne pas de résultat.

Avec 3 c. c. d'une culture de dix jours, inoculés dans

le péritoine d'un cobaye, nous obtenons la mort en dix jours, avec une diminution de poids de 110 gr.

Avec 10 c. c. (culture de 20 jours), la mort survient en 3 jours 1/2, avec une perte de poids de 98 gr.

Les animaux inoculés présentent de l'abattement, de l'oppression et de l'inappétence. A l'autopsie, on ne trouve pas de péritonite, mais de la congestion pulmonaire, hépatique et intestinale.

Les capsules surrénales sont doublées de volume chez le dernier animal, et chez tous les deux, sont le siège d'une hémorragie diffuse.

Ni le frottis de rate, ni l'ensemencement du sang ne permettent de retrouver de microbes de l'ozène.

Un lapin de 1525 gr. est inoculé dans le péritoine avec 10 c. c. de culture morte 0[8] de 20 jours. Il ne présente pas de malaise appréciable ; 12 jours après l'inoculation son poids est de 1710 gr.

Cultures filtrées. — Nous avons étudié la toxicité de cultures d'âges divers (6, 10, 20 jours), des numéros 3 et 7, filtrées à la bougie et dont la stérilité a été vérifiée par le séjour à l'étuve à 37°,

L'injection de ce liquide sous la peau ou dans le péritoine de souris blanches, à des doses variant de 1/2 c. c. à 4 c. c. n'a pas donné de résultat appréciable.

De même chez le cobaye à la dose de 1 à 5 c. c. (injection sous-cutanée).

Par contre, un cobaye de 370 gr., inoculé dans le péritoine avec 5 c. c. de culture filtrée, 0[3] de 20 jours, meurt en 7 jours avec une diminution de poids de 120 gr.

Un second cobaye, de même poids, inoculé dans le péritoine avec 10 c. c. de la même culture 0' filtrée, meurt en 80 heures avec une perte de poids de 61 gr.

Les animaux sont dans un état d'abattement croissant ; ils perdent l'appétit et maigrissent.

A l'autopsie, on ne trouve comme lésion qu'une *hémorragie diffuse des capsules surrénales qui sont doublées de volume*. Un tube de gélose, ensemencé avec une goutte de sang, reste stérile.

Un lapin de 825 gr. est inoculé avec 5 c. c. de culture filtrée 0^s (20 jours) dans le péritoine. Au bout de quelques jours, il perd l'appétit et maigrit rapidement. Le septième jour, il présente de la paraplégie flasque, incomplète, des quatre membres. Son poids est tombé à 697 gr. Les jours suivants, l'animal continue à maigrir ; il ne mange plus du tout. Sa paraplégie semble diminuer ; il se tient plus facilement sur les pattes, bien que son équilibre soit encore instable.

Au bout de 12 jours, l'animal complètement guéri de sa paraplégie pèse 815 gr. et a repris un aspect absolument normal.

Un deuxième lapin de 1820 gr. inoculé dans le péritoine avec 10 c. c. de culture filtrée 0^s (de 20 jours), ne présente pas de réaction.

Nous pouvons conclure de ces expériences que le microbe de l'ozène possède un ou plusieurs poisons solubles, dont l'action se manifeste surtout sur le cobaye et le lapin. *La souris y est réfractaire.*

Ce poison est peu actif, puisqu'il faut des doses assez considérables pour tuer les animaux (3 à 5 c. c. et plus), qu'il s'agisse d'ailleurs de cultures mortes ou de cultures filtrées. Avec ces toxines, il serait indiqué de tenter l'immunisation d'animaux peu sensibles comme le lapin.

Les expériences que nous avons instituées à ce sujet ne nous ont encore donné aucun résultat satisfaisant.

CHAPITRE V.

Rapports entre le microbe de l'ozène et le Bacille de Friedlænder.

CONCLUSION.

Lœwenberg signale un certain nombre de particularités propres au microbe de l'ozène, et qui permettraient de le différencier du bacille de Friedlænder.

Pour cet auteur, en gélatine, par piqûre, le microbe de l'ozène ne forme généralement pas la tête de clou caractéristique du pneumo-bacille; ses cultures sur gélose ont les bords rectilignes, tandis que celle du B: de Friedländer ont les bords festonnés; les cultures du microbe de l'ozène sont plus diffluentes, coulent au fond du tube, tandis que ceux du pneumo-bacille ne le sont pas. Le lait n'est pas coagulé. Les cultures dégagent toujours une odeur agréable.

Étudiant les propriétés pathogènes du microbe qui nous occupe, Lœwenberg trouve que le cobaye résiste à l'inoculation intrapéritonéale.

Enfin, M. Lœwenberg vaccine une souris contre le

microbe de l'ozène, et cette souris ne résiste pas à l'inoculation du B. de Friedländer.

Disons de suite que cette unique expérience ne nous semble pas de nature à établir une différenciation marquée entre les deux microbes.

Si nous reprenons rapidement et par ordre les caractères du microbe de l'ozène, tels que nous les ont fait voir les 9 échantillons que nous avons étudiés, nous voyons que :

Le microbe de l'ozène est un bacille polymorphe, immobile, dépourvu de spores, ne prenant pas le Gram. Il présente souvent des formes filamenteuses et dans les vieilles cultures, des formes d'involution. Dans le mucus nasal des ozéneux, il existe presque à l'état de pureté ; on le retrouve également dans le sang et les organes des animaux qu'il tue ; il présente dans ces milieux naturels un polymorphisme moins grand que dans les cultures, et une capsule toujours très apparente. Nous avons retrouvé cette capsule plus ou moins nette sur tous les milieux de culture artificiels.

Les cultures en *bouillon de viande* présentent un trouble général en 24 heures et un *voile visqueux*, surtout marqué sur les bords du tube auquel il *adhère sous forme d'anneau*.

Sur gélose et sur sérum, traînée visqueuse, épaisse, à bords festonnés ou rectilignes suivant les tubes que l'on examine. Sur pomme de terre, culture abondante, épaisse, avec dégagement de gaz pour certains échantillons.

Le bacille de l'ozène donne dans ses cultures des produits odorants, mais nous n'avons jamais trouvé d'odeur agréable. Par contre, les vieilles cultures sur pomme de terre dégagent surtout des ammoniaques composés, d'odeur de vieux fromage.

Le microbe de l'ozène se développe toujours dans le lait. *Il le coagule* ordinairement, quelquefois seulement après plusieurs passages. Il fait fermenter la glucose, la dextrine, la mannite, la galactose, l'arabinose, la maltose, la lactose, la saccharose, la raffinose et la glycérine (sauf un échantillon).

Les caractères morphologiques et biologiques sont identiques à ceux du bacille de Friedlænder, tels qu'ils sont indiqués dans les classiques et surtout dans les travaux de MM. Grimbert et Hébert.

Nous avons vu que le procédé de différenciation, pourtant si délicat, du réensemencement sur d'anciennes cultures ne permet d'établir aucune distinction entre les deux microbes que nous comparons.

Le bacille de l'ozène tue rapidement la souris par septicémie après inoculation sous-cutanée ; *on ne trouve pas d'abcès au point d'inoculation*, à l'inverse de ce que MM. Nicolle et Hébert ont généralement observé avec le bacille de Friedlænder.

Il est virulent pour le cobaye, même en *inoculation sous-cutanée*, ce mode d'inoculation étant d'ailleurs moins sévère que l'inoculation péritonéale ou pleurale.

Parmi les lésions les plus fréquentes constatées à l'autopsie, nous signalerons les petits infarctus du poumon, et surtout *les lésions des capsules surrénales*.

Les capsules surrénales sont atteintes dans la presque totalité des cas. Elles présentent les lésions d'hémorragie diffuse décrites par M. Roger à propos de l'infection pneumobacillaire. A l'inverse de ce qu'a observé cet auteur, nous avons vu ces lésions exister non seulement dans les cas d'infection suraiguë, mais aussi lorsque la mort arrivait lentement.

Après inoculation sous-cutanée, nous n'avons jamais trouvé d'abcès au point d'inoculation, à l'inverse de ce que M. Hébert a observé pour le bacille de Friedlænder.

Le *lapin* est moins sensible que le cobaye au microbe de l'ozène. L'injection intra-veineuse en particulier, n'arrive que très difficilement à entraîner la mort. La voie d'inoculation la plus sévère est le péritoine ou la plèvre. L'animal prend une affection aiguë ou chronique, suivant la virulence et la dose du produit injecté.

Si la maladie est aiguë, on observe à l'autopsie une septicémie sans lésion apparente ou avec quelques infarctus pulmonaires. Les microbes ne se rencontrent dans le sang que si la mort est très rapide : sinon, ils disparaissent rapidement.

Si la maladie est chronique, on observe chez l'animal un amaigrissement considérable concordant avec une anorexie absolue, et le plus souvent apparaissent des paralysies soit d'une, soit des deux pattes postérieures.

Lorsque la mort survient, on ne trouve aucune lésion appréciable à l'autopsie.

Ces résultats sont très comparables à ceux observés par M. Roger dans l'infection pneumobacillaire du lapin.

La virulence du microbe de l'ozène diminue par passage sur les milieux artificiels. Elle est accrue par des passages successifs dans le péritoine du cobaye.

Les cultures mortes ou filtrées sur bougie, et inoculées dans le péritoine du cobaye à dose suffisante, amènent la mort de cet animal. A l'autopsie, on observe une hémorragie diffuse des capsules surrénales. Chez le lapin, nous avons pu reproduire ainsi des paralysies. Ces expériences montrent non seulement que le bacille de l'ozène fabrique des poisons solubles, mais que les lésions caractéristiques produites chez le cobaye et le lapin par ce microbe, relèvent de l'action de ces toxines.

Roger avait pensé qu'il en était ainsi pour le B. de Friedlænder, sans cependant le démontrer.

Dans le parallèle que nous venons d'établir entre le microbe de l'ozène et le B. de Friedlænder, nous n'avons pas retrouvé les différences signalées par M. Lœwenberg, et que nous avons rappelées plus haut. Les seules particularités qui nous ont frappés se rapportent au pouvoir pyogène.

Nous n'avons, en effet, obtenu d'abcès que chez le lapin et encore cet abcès caséeux ne nous a-t-il pas permis de retrouver le microbe inoculé.

Chez la souris et le cobaye, nous n'en avons jamais observé.

Cette particularité n'est pas suffisante pour différencier les deux microbes, et nous conclurons en disant que, à notre avis, le *microbe de l'ozène est un bacille de Friedlænder ayant perdu son pouvoir pyogène.*

PIÈCES JUSTIFICATIVES.

I. — Nous avons désigné nos échantillons de bacilles de l'ozène par les numéros 1, 2, 3, 4, 5, 6, 7, 8, 9, d'une façon arbitraire. Ces numéros, ou les signes 0_1, 0_2..., etc. que nous employons indifféremment n'ont d'autre but que de permettre de distinguer les uns des autres nos échantillons d'une façon rapide.

II. — Ozène, n° 1.

Observation.

(Due à l'obligeance de M. le Dr Lescigneur).

Jeune fille de 22 ans, sans antécédents héréditaires. Cependant le frère est atteint d'ozène, mais d'une façon bien moins accentuée. La malade présente un aspect strumeux, le nez est large et aplati. Adénites multiples, non suppurées. L'affection a débuté à l'âge de 15 à 16 ans, et très rapidement tout le monde s'est aperçu de l'odeur infecte exhalée par la malade.

Actuellement, le nez se présente à l'examen avec des lésions typiques de rhinite atrophique. Le cornet moyen et le cornet inférieur ont complètement disparu, laissant entre eux et la cloison un espace extrêmement large rempli de croûtes. Cette malade n'a jamais subi aucun traitement, elle est même d'une malpropreté extrême.

L'examen microscopique direct montre une très grande quantité de bacille encapsulé ne prenant pas le Gram.

Ozène n° 2.

(*Dû à M. le Dr Nicolle*).

Il s'agit d'un ozène peu grave, moins accentué que le précédent. Il a débuté également vers la puberté. Les cornets sont élargis, mais n'ont pas disparu.

Une croûte, ensemencée sur sérum coagulé donne une culture qui tue une souris en 18 heures et montre dans le sang de cet animal le bacille caractéristique.

Ozène n° 3.

(*Dr Lescigneur*).

Jeune homme de 16 ans, sans antécédents héréditaires, ni personnels.

L'affection a débuté il y a un an environ. Elle est beaucoup plus accentuée du côté droit que du gauche. A gauche, le cornet inférieur est encore très bien marqué, la narine est peu élargie. A droite, au contraire, le cornet inférieur est complètement atrophié.

L'examen microscopique direct du mucus nasal montre de nombreux bacilles encapsulés analogues au Friedlænder, et d'autres microbes.

Ozène n° 4.

(*Envoyé par M. le Dr Percepied*).

Ozène n° 5.

(*MM. Nicolle et Rocher*).

Il s'agit d'une vieille femme que des complications oculaires amènent à l'hopital ophtalmique. Là M. le Dr Rocher est frappé de l'odeur épouvantable dégagée par cette malade.

L'examen du nez au spéculum nasi montre des lésions typiques de rhinite atrophique.

Les fosses nasales sont énormes et renferment des croûtes d'une dimension exceptionnelle.

Ces croûtes adressées au Laboratoire de bactériologie donnent en 24 heures, sur sérum coagulé, des cultures typiques de bacille de l'ozène.

Ozène n° 6.

(*M. le Dr De Batz*).

Homme de 36 ans, atteint d'ozène depuis 6 mois seulement. Pas d'antécédents héréditaires, fétidité très grande. Peu de lésions des cornets.

Les croûtes, envoyées au laboratoire, décèlent à l'examen direct de nombreux bacilles encapsulés ne prenant pas le Gram.

En 24 heures, on a sur sérum coagulé et sur gélose une culture caractéristique.

Ozène n° 7.

(*Dû à M. le Dr Hébert*).

Jeune fille de 20 ans, habitant la campagne ; pas d'antécédents morbides personnels. Mère morte tuberculeuse. Le père a eu une pleurésie séreuse. Une sœur tuberculeuse. La maladie a débuté insidieusement vers l'âge de 16 ans.

Actuellement, outre l'odeur fétide de l'haleine, on constate de l'anosmie (la malade ne percevant pas la mauvaise odeur qu'elle répand autour d'elle), une sécrétion nasale muco-purulente peu abondante, des croûtes sèches, jaunes verdâtres et d'odeur infecte. Il y a de l'obstruction nasale et de la pharyngite chronique.

Les fosses nasales sont élargies par suite de l'atrophie des cornets. Après l'enlèvement des croûtes, la muqueuse est ulcérée et saignante.

L'état général est bon.

L'examen des croûtes décèle le cocco-bacille caractéristique.

Amélioration très notable sous l'influence de nettoyages quotidiens suivis d'irrigations avec une solution tiède de permanganate de potasse à 0 gr. 25 par litre.

Plus tard, attouchements avec :

Glycérine	2 p.
Teinture d'iode.............	1 p.

La malade se croit guérie, après trois mois de traitement et n'est plus revue.

Ozène n° 8.

(*Envoyé de Prague par Kral*).

Ozène n° 9.

(*Envoyé de l'Institut Pasteur*).

OUVRAGES CONSULTÉS

ABEL. — *Bakteriologische Studien über Ozæna simplex.— Centralblat f. Bakteriol., Iena*, 1893.

CASTEX. — *Maladies du larynx, du nez et des oreilles*, 1899.

GRIMBERT. — *Recherches sur le pneumo-bacille de Friedlænder* (*Annales de l'Institut Pasteur*, 1895).

HÉBERT. — *Recherches cliniques et bactériologiques sur les angines à bacilles de Friedlænder* (Th. de Doctorat, 1896).

CH. NICOLLE ET HÉBERT. — *Note sur 12 échantillons de B. de Friedlænder isolés d'angines pseudo-membraneuses et de l'eau* (*Soc. de Biologie* 189?).

LŒWENBERG. — *Le microbe de l'ozène* (*Annales de l'Institut Pasteur*, 1894).

ROGER. — *Notes sur les lésions des capsules surrénales dans l'infection à pneumo-bacilles* (*Soc. de Biologie*, 1894).

ROGER. — *Action du bacille de Friedlænder sur le Lapin* (*Soc. de Biologie*, 1899).

Imprimerie de l'Institut de Bibliographie.— Oct. 1899. N° 149.

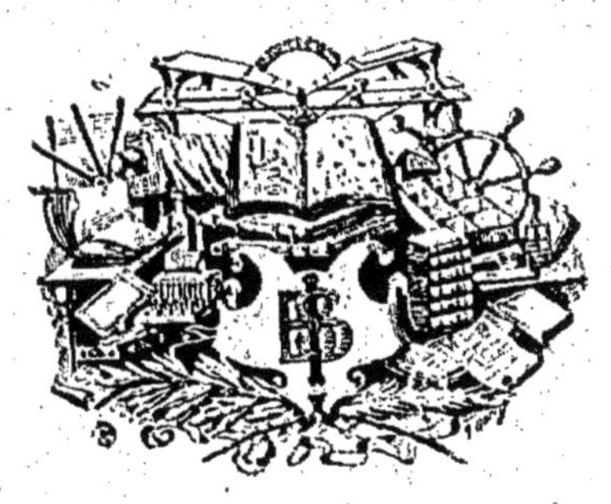

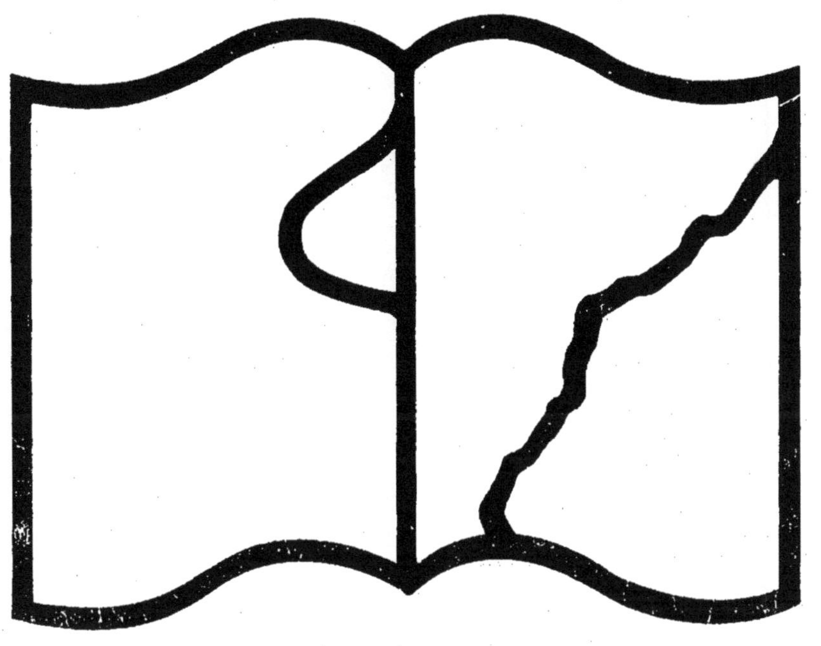

Texte détérioré — reliure défectueuse

NF Z 43-120-11

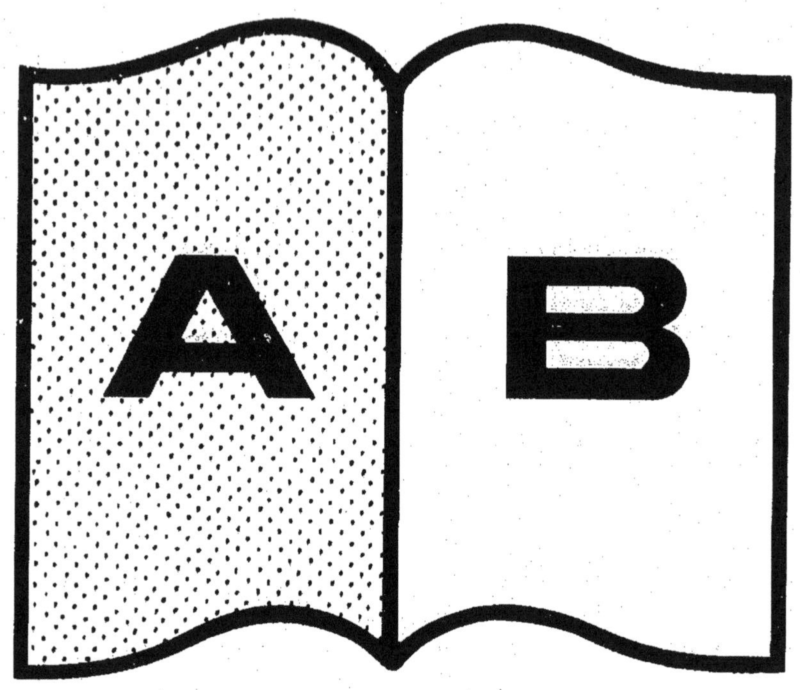

Contraste insuffisant

NF Z 43-120-14

www.ingramcontent.com/pod-product-compliance
Ingram Content Group UK Ltd.
Pitfield, Milton Keynes, MK11 3LW, UK
UKHW020441230726
13925UKWH00004B/1764